DE LA

COMPRESSION DU NERF RADIAL

PAR UN CAL VICIEUX

PAR

Paul MARTIN,

DOCTEUR EN MÉDECINE.

LILLE

IMPRIMERIE L. DANEL.

1883

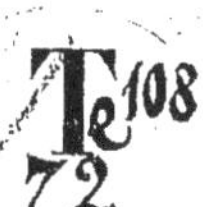

DÉPOT LÉGAL
Nord
N° 324
1883

DE LA

COMPRESSION DU NERF RADIAL

PAR UN CAL VICIEUX

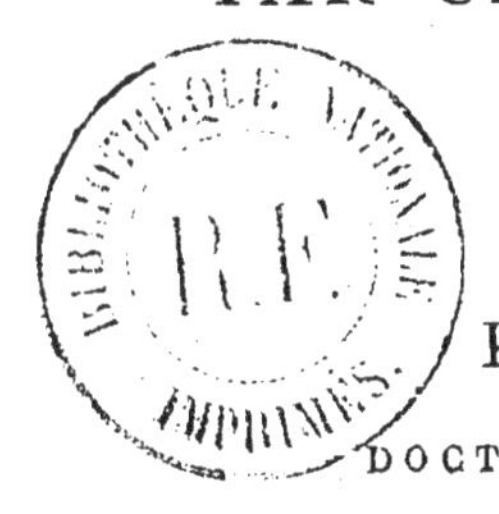

PAR

PAUL MARTIN,

DOCTEUR EN MÉDECINE.

LILLE

IMPRIMERIE L. DANEL.

1883

Te 108 72

A MON PÈRE, A MA MÈRE,

Témoignage d'affection et de reconnaissance.

A MES FRÈRES.

A TOUS MES PARENTS.

A MES PROFESSEURS,

A MES AMIS.

A MON PRÉSIDENT DE THÈSE

Monsieur le Professeur PAQUET,

Chirurgien de l'hôpital Sainte-Eugénie,
Professeur d'opérations et appareils à la Faculté,
Membre correspondant de la Société de chirurgie.

A Monsieur le Professeur WANNEBROUCQ,

Doyen de la Faculté,
Chevalier de la Légion d'Honneur,
Officier de l'Instruction publique.

A MESSIEURS LES PROFESSEURS

PARISE, PILAT, HALLEZ, FOLET.

Témoignage de vive gratitude de leur ancien élève.

DE LA

COMPRESSION DU NERF RADIAL

PAR UN CAL VICIEUX.

AVANT-PROPOS.

A la fin de mes études, j'ai eu la bonne fortune de pouvoir observer, dans le service de clinique chirurgicale de l'hôpital Sainte-Eugénie, un cas de *compression du nerf radial par un cal vicieux*.

Le malade auquel se rapporte l'observation que j'ai recueillie, eut une paralysie radiale à la suite d'une fracture de l'humérus. Le cas était grave pour lui; en effet, le malheureux perdait pour la vie, la possibilité de se servir de son bras droit, si on ne réussissait pas à lui en rendre l'usage par une intervention chirurgicale.

M. le professeur Paquet désenclava le nerf qui était emprisonné et comprimé dans un cal vicieux, et son opération fut couronnée d'un plein succès.

Frappé de ce résultat remarquable, j'ai fait des recherches dans le but d'étudier cet accident consécutif aux fractures de l'humérus; elles m'ont permis de constater que les ouvrages classiques n'en disent rien, que peu d'auteurs l'ont étudié. J'ai cru alors qu'il serait intéressant d'y consacrer ma thèse inaugurale, en publiant, outre les observations déjà relatées dans différents ouvrages que je signalerai dans le cours de cette étude, deux nouveaux faits qui ont été plus récemment observés, l'un par M. le professeur Trélat, l'autre par mon maître M. le professeur Paquet.

Quatre chapitres forment la division de cette thèse :

Le *premier* est consacré à l'historique de l'enclavement et de la compression du nerf radial dans un cal.

Le *second* renferme : 1° quelques considérations sur l'anatomie chirurgicale du bras, qui nous permettent de comprendre pourquoi le nerf radial se trouve plus souvent enclavé que les autres nerfs ;

2° La pathogénie de l'accident qui fait l'objet de ce travail.

Dans le *troisième* nous nous occuperons des symptômes, du diagnostic et du pronostic.

Enfin, le traitement et la relation de sept observations classées dans l'ordre chronologique, feront l'objet du *quatrième* chapitre.

Avant d'entrer en matière, je prie M. le professeur Paquet, mon président de thèse, d'agréer mes sincères remerciements pour les excellents conseils qu'il m'a donnés et pour le bienveillant intérêt qu'il n'a cessé de me témoigner durant le cours de mes études médicales.

En lui offrant la dédicace de ce modeste travail, je crois m'acquitter faiblement de la dette de reconnaissance que j'ai contractée envers lui.

CHAPITRE PREMIER

Historique.

Il ne faut pas remonter bien haut pour faire l'historique de la question qui fait l'objet de ce travail ; c'est seulement de l'année 1863, que date la première observation d'un cas de paralysie radiale, causée par l'emprisonnement et la compression du nerf dans un cal.

Les auteurs classiques sont muets à cet égard.

En juillet 1863, on amena à M. Ollier, chirurgien en chef de l'Hôtel-Dieu de Lyon, un malade qui présentait tous les signes d'une paralysie radiale ; ce malade avait été soigné, quatre mois auparavant, pour une fracture du bras, et, à la levée de l'appareil de contention, on s'était aperçu d'une paralysie complète des muscles extenseurs. M. Ollier diagnostiqua une *compression du nerf radial* dans le trajet qu'il parcourait dans le *cal*, et songea à lever cet obstacle.

Dans son numéro du 18 août 1865, la *Gazette hebdomadaire de médecine et de chirurgie*, publie l'observation complète du malade de M. Ollier; cette observation nous montre que l'éminent chirurgien n'a pas eu à se repentir de son intervention hardie, puisqu'il a eu le bonheur de pouvoir vérifier l'exactitude de son diagnostic et de constater plus tard la guérison de son opéré.

Ajoutons que cette observation fut, de la part de M. Michon, l'objet d'un rapport à l'Académie de médecine, dans la séance du 8 août 1865.

Mais n'a-t on jamais observé, avant l'année 1863, de malades présentant cette complication des fractures de l'humérus?

Seul M. Tailhé, dans sa thèse soutenue en 1850 et qui est intitulée: « Paralysie des avants-bras, » en rapporte très vaguement un cas, qui n'a pas été soumis au contrôle de l'opération chirurgicale. Le voici, du reste:

« Un artilleur reçoit un coup de feu qui brise l'humérus vers son milieu: la fracture se consolide. Après la formation du cal, le mouvement d'extension est aboli, la sensibilité est perdue seulement à la partie moyenne de la face dorsale de la main. »

Nous ne savons rien des suites de cet accident.

L'année qui suivit la communication du cas de M. Ollier, M. Tillaux, dans sa thèse d'agrégation, (concours de 1866) (1) signale le pincement d'un nerf par le cal, comme pouvant être la source de névralgies

(1) Des affections chirurgicales des nerfs.

intenses et rebelles. L'observation de M. Ollier est reproduite dans cette thèse.

M. Ferréol-Reuillet, en 1869, dans son étude sur les paralysies des membres supérieurs liées aux fractures de l'humérus, publie des observations montrant que les nerfs radial, cubital et médian, peuvent être lésés dans dans les fractures par les fragments d'os. Mais pour cet auteur, « le cal ne comprime pas les nerfs sains englobés par lui. »

M. le professeur Erichsen, dans une de ses leçons cliniques à *University college Hospital*, signale la possibilité pour le nerf radial d'être blessé à la suite d'une fracture de l'humérus, à cause du rapport intime qui existe entre ce nerf et l'os du bras.

« Les fractures simples des os longs, dit le chirurgien anglais, sont rarement accompagnées de complications sérieuses ; les vaisseaux et les nerfs des membres sont, en effet, assez bien protégés par l'interposition d'une couche musculaire entre eux et les os, et leur situation est telle qu'ils peuvent fuir, dans l'immense majorité des cas, devant les extrémités des fragments. Mais, il y a cependant deux exceptions à cette règle générale, l'une pour le membre supérieur, l'autre pour le membre inférieur : au membre supérieur dans le rapport du nerf radial avec l'humérus ; au membre inférieur, dans la position de l'artère tibiale postérieure par rapport à l'extrémité supérieure du tibia. Dans ces deux cas, la position du nerf et de l'artère est telle, que l'un ou l'autre peut être lésé dans une fracture de l'os contigu. » (The Lancet, numéro du 1er juillet 1871).

C'est M. le professeur Trélat qui a observé, en 1873,

le second cas de compression du nerf radial par un cal vicieux.

Ce chirurgien communiqua son observation, relatée à la fin de ce travail (obs. II), dans une séance de l'Association française, pour l'avancement des sciences, tenue à Lille, le 24 août 1874.

En 1874, le Dr S. Weir Mitchell fit paraître une étude sur les blessures des nerfs et leurs conséquences (1). L'auteur a eu l'idée de réunir en un corps d'ouvrage toutes les notions éparses sur les lésions des nerfs, et quoiqu'il les envisage d'un point de vue général, il s'est arrêté spécialement à la description des lésions traumatiques des nerfs, dans les causes desquelles entre la compression avec ses différentes formes.

Dans ce qui a trait à la compression par le cal, M. Mitchell cite l'observation de M. Ollier, et dit avoir observé lui-même trois cas dans lesquels les nerfs étaient emprisonnés par le cal : « c'étaient des cas de fractures par arme à feu. Dans un de ceux-ci, seulement, il y eut des signes manifestes de compression ; la fracture siégeait à l'avant-bras, et il est très probable que les accidents remontaient à l'époque même de la blessure. »

M. Weir Mitchell ne nous donne pas d'autres détails concernant ces cas.

La même année (1874), M. Chapoy (2) étudie, dans sa thèse inaugurale, la paralysie du nerf radial en général, et donne un résumé complet de tout ce qui a été dit d'important sur le sujet qu'il traite. Il passe en revue

(1) S. Weir Mitchell : *Des lésions des nerfs et de leurs conséquences*, trad. par M. Dastre.

(2) Chapoy : *Paralysie du nerf radial.* Paris, 1874.

toutes les causes pouvant produire la paralysie radiale, et range sous quatre chefs principaux les traumatismes des nerfs : la commotion, la contusion, la compression, les plaies.

La compression seule nous intéressant, nous avons lu ce qui y a trait dans le travail de M. Chapoy, mais nous n'avons trouvé que quelques mots (l'auteur, du reste, ne pouvait faire plus) signalant la possibilité, pour le nerf radial, d'être comprimé par un cal.

En 1875, M. Pasturaud (1) fit sa thèse sur les cals douloureux ; en étudiant les causes de cet accident, l'auteur s'arrête un instant à l'enclavement et à la compression du nerf radial par un cal, et publie une observation qui s'y rattache : celle de M. Trélat, qui porte la date de 1873 (obs. II).

Nous arrivons au dernier travail, ayant trait à la paralysie qui nous occupe ; dans tous les ouvrages dont nous venons de faire l'énumération, on avait traité cette question incidemment, mais la dernière monographie étudie l'enclavement du nerf radial dans le cal de l'humérus, d'une façon toute spéciale. Elle date de 1880, son auteur, M. Lablancherie (2) s'est proposé d'analyser le fait observé par M. Ollier, en y joignant ceux du Dr Ogston, de M. Tillaux, de M. Deleus.

Après avoir tracé les symptômes d'après ces faits, M. Lablancherie s'est attaché surtout, à faire ressortir le diagnostic et le traitement. D'après lui, une vive douleur provoquée par la pression au niveau du cal,

(1) Pasturaud : *Étude des cals douloureux.* Paris, 1875.

(2) Lablancherie : *De l'enclavement du nerf radial dans le cal de l'humérus.* Paris, 1880.

permet d'établir une distinction entre l'enclavement et la compression du nerf par une saillie du cal. Nous verrons plus loin (chapitre troisième) qu'on ne peut accorder de valeur diagnostique à ce signe.

Depuis l'époque où parut le travail de M. Lablancherie, deux nouveaux cas de paralysie radiale survenue à la suite d'une fracture de l'humérus, se sont présentés à l'observation des chirurgiens.

Le premier en date appartient à M. le professeur Trélat, qui l'a communiqué à la Société de chirurgie, dans la séance du 13 décembre 1882.

Le second, inscrit sous le titre d'observation personnelle, a été recueilli à l'hôpital Sainte-Eugénie, dans le service de mon président de thèse, M. le professeur Paquet.

Dans sa communication à la Société de chirurgie sur le désenclavement du nerf radial, M. Trélat a cité M. Bouilly comme ayant observé un cas de compression du nerf radial par un cal vicieux. M'étant adressé à M. Bouilly pour qu'il veuille bien me communiquer son observation, ce professeur m'a répondu que le fait auquel M. Trélat faisait allusion n'était pas une compression du nerf radial, mais une compression du nerf médian par un cal vicieux de l'extrémité inférieure du radius. M. Bouilly a réséqué une portion du cal, et les fonctions du nerf se sont rétablies à la longue.

CHAPITRE DEUXIÈME

1° Considérations sur l'anatomie chirurgicale du bras. — 2° Pathogénie.

1° Nous ne croyons pouvoir mieux faire que de nous inspirer de l'œuvre de M. Tillaux (1) pour la description sommaire de tout ce qui peut nous intéresser au point de vue de l'anatomie chirurgicale du bras.

Supposons une coupe pratiquée à la partie moyenne du bras ; sous la peau et le tissu cellulaire, on trouve l'aponévrose brachiale ; celle-ci enveloppe le membre supérieur comme un manchon, et émet de sa surface interne, sur les parties latérales du bras et au niveau des deux gouttières interne et externe, deux expansions qui

(1) P. Tillaux : *Traité d'anatomie topographique avec applications à la chirurgie*, 3ᵉ éd., 1882.

vont se fixer à l'humérus ; ces expansions aponévrotiques forment les cloisons intermusculaires interne et externe.

Le bras se trouve donc ainsi divisé en deux loges : l'une, antérieure, qui renferme les muscles biceps et brachial antérieur, l'artère et les veines humérales, les nerfs médian et musculo-cutané ; l'autre, postérieure, qui est occupée par le muscle triceps, le nerf cubital, le nerf radial, l'artère du nerf cubital et l'artère humérale profonde.

Laissant de côté tout ce que ne comporte pas notre sujet, nous ne nous occuperons plus que de la description de l'humérus et du nerf radial.

Humérus. — L'os du bras est tordu sur son axe comme si, ayant saisi son extrémité supérieure et son extrémité inférieure, on avait tourné ces extrémités en sens inverse. Une gouttière se trouve ainsi formée à la partie moyenne de l'humérus, c'est la gouttière de torsion, dans laquelle se trouve placé le nerf radial accompagné par l'artère humérale profonde.

L'extrémité supérieure de l'humérus est volumineuse, arrondie ; elle ne nous présente rien de particulier à signaler.

L'extrémité inférieure est aplatie d'arrière en avant et légèrement recourbée dans le même sens, de plus elle est creusée de deux cavités, l'une en avant et appelée cavité coronoïde, l'autre en arrière et qui porte le nom de cavité olécrânienne.

Nerf radial. — Ce nerf tire son origine de la partie postérieure et externe du plexus brachial, d'un gros tronc qui concourt à la formation d'un autre nerf, le nerf axillaire.

Aussitôt sa naissance, le nerf radial se dirige en bas, en arrière et en dehors, et se trouve situé entre l'artère humérale et les tendons des muscles grand dorsal et grand rond. Bientôt, descendant entre le vaste interne et la portion moyenne du triceps, il se trouve placé dans la gouttière de torsion de l'humérus, dans laquelle il est accompagné par l'artère humérale profonde ; dans cette gouttière il est appliqué directement contre l'os, sans en être séparé même par une fibre musculaire.

Jusqu'ici, le nerf radial était placé dans la loge postérieure du bras, mais, parvenu à l'extrémité inférieure de la gouttière de torsion, il pénètre dans la loge antérieure en décrivant une spire et se trouve accolé au bord externe de l'humérus, à l'union du tiers inférieur avec les deux tiers supérieurs de cet os. Continuant toujours à descendre verticalement, il va se bifurquer au-devant de l'articulation du coude.

Dans son trajet, le nerf radial émet :

1° Des rameaux musculaires.

2° Des rameaux cutanés.

Les rameaux musculaires se distribuent aux muscles suivants : triceps brachial, long et court supinateur, anconé, radiaux externes, extenseur commun des doigts, extenseur du petit doigt, cubital postérieur, extenseurs du pouce, extenseur propre de l'index, long abducteur du pouce.

Ce nerf tient donc sous sa dépendance le mouvement d'extension de l'avant-bras, de la main et des doigts, et le mouvement de supination.

Les rameaux cutanés donnent la sensibilité à la peau de la face interne du bras, à celle de la face postérieure de l'avant-bras, à celle de la face dorsale du pouce, à la peau de la moitié externe de la face dorsale du carpe et du métacarpe, ainsi qu'à celle de la première phalange de l'index et du médius.

2° *Pathogénie.* — D'après ces considérations anatomiques, il est facile de s'expliquer comment se forme la paralysie radiale, à la suite d'une fracture du bras, si le cal est vicieux.

Nous avons vu, en effet, que l'humérus loge le nerf radial dans sa gouttière de torsion, et que ce nerf affecte un rapport immédiat avec cet os.

Que l'os du bras soit brisé au-dessus de sa partie moyenne, le nerf radial aura beaucoup de chances pour n'être pas blessé, car il est placé dans l'épaisseur des parties molles et se trouve ainsi protégé contre la plupart des violences extérieures, ou à l'abri des agents de compression intérieurs, tel qu'un cal irrégulier, exubérant, vicieux en un mot.

Mais si la fracture se fait au niveau de la partie moyenne ou bien à l'union du tiers inférieur avec les deux tiers supérieurs de l'humérus, ainsi que cela se passe le plus souvent puisque c'est à ce niveau que l'os présente le moins de résistance, c'est alors que le nerf radial peut être lésé par compression ou enclavement.

Dans un mémoire présenté à l'académie de médecine en 1871 (1), M. Panas dit : « Depuis son point de réflexion jusqu'au pli du coude, le nerf mesure neuf ou dix centi-

(1) PANAS : *De la paralysie réputée rhumatismale du nerf radial.*

mètres de longueur et est en partie contenu dans une gaîne fibreuse inextensible, formée par l'aponévrose intermusculaire externe, ce qui joint à sa position superficielle, l'expose à l'action des agents de compression en ce point plus que partout ailleurs. Le filet brachial cutané externe se trouve contenu dans la même gaîne que le nerf et ne saurait, dès lors, échapper à la compression. »

Le cal peut être vicieux de deux manières : il peut être exubérant et dans ce cas le nerf se trouve soulevé et étiré comme une corde de violon sur son chevalet ; ou bien il peut former au nerf une gouttière ostéo-fibreuse.

Dans le premier cas, le cal présente des irrégularités qui empêchent le nerf de glisser comme à l'état normal, dans une gouttière lisse et polie, au milieu de tissus souples et lâches. Les fibres du nerf sont écartées et dissociées, aplaties en forme de ruban ; le tissu cellulaire qui leur est intermédiaire s'hypertrophie et donne à la portion du nerf intéressé la forme d'un ganglion (cas d'Ollier, de Trélat).

Dans le second cas, le nerf peut être entouré complétement par le cal (cas d'Ogston), ou bien, et ce qui est plus fréquent, le cal loge le nerf dans une gouttière enveloppant les trois-quarts de l'organe ; l'espace qui reste ouvert est alors comblé par un pont fibreux très résistant, inextensible, tel que le périoste épaissi, et le nerf se trouve enserré, pressé et aplati, par ce tissu fibreux, dans la gouttière osseuse qui lui est créée par le cal (malades de Tillaux, Delens, A. Paquet).

Quoiqu'il en soit, le résultat est toujours le même, la paralysie est liée directement à l'altération du nerf, et est due une interruption dans le conducteur nerveux et à l'atrophie des fibres musculaires par trouble de nutrition.

2

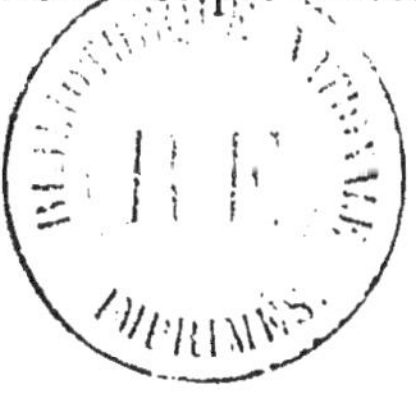

Pour M. Reuillet, un nerf sain ne peut pas être comprimé par le cal qui l'entoure. D'après cet auteur, si le nerf emprisonné est sain, le cal lui formant une sorte de gaîne parfaitement moulée sur lui, ne le gênera en rien ; mais si le nerf est atteint de névrite, il subit, par un gonflement qui lui donne un volume plus considérable que le calibre du canal osseux, une pression excentrique amenant son étranglement.

Nous ne partageons pas cette manière de voir qui semble faire de la névrite la seule cause de la paralysie résultant de la compression du nerf ; nous croyons, au contraire, que cette névrite est un effet de la compression. Car il est certain que les saillies et les rugosités qui tapissent les parois du canal osseux, exercent sur le nerf des contusions répétées qui finissent, à mesure que le cal s'ossifie, par devenir assez puissantes pour irriter et enflammer cet organe.

On n'a pas eu l'occasion de faire l'autopsie de malade porteur de nerf comprimé par un cal, de sorte qu'on ne connaît pas positivement l'état dans lequel se trouve un nerf qui a subi une compression de cette variété et d'une assez longue durée.

Mais de nombreux savants n'ont pas manqué de faire des expériences dans le but de nous montrer quelle modification a subi dans sa texture un nerf comprimé.

Les expériences de Tillaux, Weir Mitchell, Marchand et Terrillon, Arloing et Tripier, ont établi que :

1° Le névrilème n'est pas déchiré ;

2° Le nerf comprimé est étranglé, réduit de volume, il est dégénéré, de couleur rougeâtre ;

3° Au-dessous du point comprimé, les faisceaux nerveux sont aplatis, d'un aspect grisâtre qui montre la dégénération des tubes;

4° Le tissu cellulaire intermédiaire aux tubes est notablement hypertrophié.

M. Chapoy(1) a examiné comparativement au microscope des nerfs sains et des nerfs qui avaient été comprimés sur des animaux.

Il résume ainsi ses recherches histologiques vérifiées par M. le professeur Vulpian :

« En résumé, le fait principal qui domine l'anatomie pathologique des nerfs comprimés, c'est que tous les tubes ne sont pas atteints; ceux qui sont altérés, le sont inégalement, et leur lésion n'est, pour ainsi dire, que le préliminaire des désordres qui surviennent à la suite de la section complète d'un cordon nerveux. »

Pourquoi le cal devient-il vicieux? Nous ne le savons pas. Les hypothèses ont le champ libre.

Ne pourrait-on pas supposer que c'est par le manque de coaptation exacte des fragments de l'os fracturé?

Cette hypothèse est admissible pour les cas où il est survenu une paralysie radiale à la suite d'une fracture oblique ou à plusieurs fragments; dans cette circonstance, et malgré les efforts du chirurgien, il est difficile, sinon impossible de maintenir le membre bien réduit. Le cal se forme alors tant bien que mal, il est vicieux et blesse le nerf en l'emprisonnant ou en le comprimant.

Mais dans le cas de fracture simple?

Dans ce cas, on peut également avoir un déplacement des fragments, qui, sans être constant, n'en est pas

(1) Chapoy : *Loc. cit.*

moins fréquemment observé : le fragment inférieur est attiré en haut par l'action du triceps qui s'insère à l'olécrâne, et alors, de deux choses l'une, ou bien ce fragment remonte derrière le fragment supérieur, ou bien il éprouve un mouvement de bascule qui porte son extrémité supérieure en avant. La consolidation sera donc également vicieuse.

S'il est des cas dans lesquels on ne peut pas, en vérité, admettre cette hypothèse, comme dans ceux où la réduction a été faite immédiatement et la contention suffisante pour amener la production d'un cal parfaitement rectiligne, on se trouverait obligé, pour les expliquer, d'admettre une exubérance du tissu osseux de cause ou d'origine purement idiosyncrasique ; à moins qu'on ne préfère attribuer l'exubérance ou la forme vicieuse du cal, à une trop grande vitalité du périoste qui, dans ce cas, fournirait une exsudation plastique d'une abondance excessive.

CHAPITRE TROISIÈME

1° Symptômes.— 2° Diagnostic.— 3° Pronostic.

Symptômes. — Enumérons les principaux signes que pourra présenter un malade atteint de paralysie radiale.

1° — En raison de la paralysie des muscles suivants : *premier radial externe, second radial externe, cubital postérieur, ext:nseur commun des doiyts,* le poignet, la main et les doigts sont fléchis à angle droit ; aucun mouvement d'extension n'est possible malgré les efforts du malade ; le poignet ne peut exécuter les mouvements de latéralité.

2° — Lorsque le bras se trouve en extension et en pronation, le mouvement de supination ne peut être obtenu que si le malade fléchit l'avant-bras sur le bras ; ceci est dû à la paralysie du muscle *court supinateur* et à l'action du *biceps*.

3° — Si l'on fait fléchir l'avant-bras avec force, après l'avoir placé dans la demi-flexion et dans la demi-pronation, on ne sent pas le muscle *long supinateur* se contracter, lorsqu'on applique la main à la partie postérieure de cet avant-bras.

4° — L'*extenseur commun* étant paralysé, les premières phalanges des doigts ne peuvent exécuter le mouvement d'extension.

5° — Le malade peut faire exécuter à ses doigts les mouvements de latéralité, parce que les muscles interosseux, étant innervés par le nerf *cubital*, ont conservé leur action.

6° — Si l'on prie le malade de serrer la main qu'on lui présente, on s'aperçoit qu'il lui est impossible d'exercer la moindre pression, ou bien que cette pression est très faible dans le cas où ses efforts ne sont pas tout à fait infructueux. Ceci s'explique de la façon suivante : l'action des muscles fléchisseurs n'étant plus compensée par celle des muscles extenseurs, il en résulte une abolition ou une diminution des mouvements de flexion.

Le malade peut cependant mouvoir dans toutes les directions le moignon de l'épaule ; rien de plus naturel puisque les muscles de cette partie du membre supérieur sont innervés par le nerf circonflexe qui n'est pas intéressé par le cal.

Tous ces signes, dont nous venons de faire l'énumération et qu'il est nécessaire de rechercher soigneusement pour faire le diagnostic, existaient au plus haut degré chez le malade de M. Paquet (Obs. VII).

En outre, on peut constater, lorsque la paralysie date

déjà d'un certain temps, que le membre malade est atrophié.

Cette diminution de volume peut même être observée lorsqu'on constate la paralysie aussitôt après la levée de l'appareil de contention ; dans cette circonstance, elle est très probablement due à un trouble trophique qui a porté sur les muscles.

M. Brown Sequard attribue cette atrophie musculaire à l'absence d'action prolongée et complète, et, d'après lui, le galvanisme peut remplacer avec avantage l'action nerveuse soit pour maintenir, soit pour rétablir la nutrition des muscles, malgré l'absence complète et persistante de l'influx nerveux.

Un autre signe qui n'est pas toujours prédominant, mais dont peuvent se plaindre les malades, c'est une vive douleur qui siège, dans certains cas, juste au niveau du cal, et qui est ressentie dans d'autres sur tout le trajet du nerf comprimé.

Les muscles, quel que soit le courant employé, ont perdu la contractilité électrique.

On pourrait rencontrer du côté malade, tous les troubles de nutrition qui résultent de la blessure d'un nerf. Mais nous n'avons guère trouvé dans nos observations que l'atrophie du membre, et nous croyons que si on n'a pas observé les autres troubles trophiques qui pourraient affecter les téguments, c'est grâce à l'intégrité de la branche *radiale cutanée interne*.

Cette branche, en effet, naît du nerf avant l'entrée de ce dernier dans la gouttière de torsion, et n'a jamais été intéressée dans le cal. On sait de plus qu'à l'avant-bras, les nombreux filets cutanés du radial s'anastomosent avec ceux du cubital.

Terminons ce qui a trait aux symptômes, en citant M. Ch. Richet (1), qui, d'après ses expériences physiologiques, a pu établir ainsi les phénomènes consécutifs à la compression des nerfs :

1° L'hypéresthésie précède l'anesthésie.

2° Les différentes sensibilités s'exaltent ou se paralysent isolément.

3° La progression tant de l'hypéresthésie que de l'anesthésie, va de l'extrémité du membre vers sa racine, et de la surface cutanée aux parties profondes.

4° Le retour des fonctions se fait rapidement après la suppression de la cause qui a amené la paralysie.

5° L'hypéresthésie à la température persiste avec une grande intensité ; le moindre contact produit une sensation de brûlure ; la pression produit le même effet. Un corps très froid donne une sensation de froid, mais cette sensation est très pénible.

Si les observations cliniques ne nous disent pas que les chirurgiens ont pu vérifier les résultats des expériences de M. Ch. Richet, nous pouvons du moins penser qu'il serait possible de constater leur réalité, en dirigeant l'attention sur divers phénomènes dont pourraient se plaindre les malades, phénomènes qu'on serait tenté d'attribuer à la fracture si on n'y réfléchissait.

Diagnostic. — Pour poser le diagnostic de la ma-

(1) *Recherches expérimentales et cliniques sur la sensibiliét.* Thèse de Paris, 1877.

ladie qui nous occupe, deux questions doivent se présenter à l'esprit du chirurgien :

1° *Y a-t-il paralysie radiale ?*

2° *Quelle est la nature de cette paralysie ?*

La réponse à la première question ne présente pas de difficulté. On reconnaîtra que c'est le *nerf radial* qui est paralysé, en analysant soigneusement les muscles atteints et en passant en revue tous les signes que nous avons énumérés dans le paragraphe précédent.

Quant à savoir quelle est la nature de la paralysie, voilà à quoi il faut surtout s'attacher. Les commémoratifs aideront singulièrement le chirurgien dans ses recherches ; en effet, il sera toujours facile de savoir, en interrogeant le malade ou son entourage, s'il a eu le bras cassé.

Mais cela ne suffit pas, il est nécessaire de préciser.

On ne pourrait confondre la paralysie résultant de la compression du nerf radial par un cal vicieux, avec la paralysie *saturnine* des extrémités supérieures.

Car dans l'intoxication saturnine chronique, la paralysie porte en général sur les muscles extenseurs des deux côtés, on observe le liseré plombique des gencives, des paralysies multiples, des troubles de la sensibilité, des coliques sèches, etc.

Duchenne (de Boulogne) a indiqué un signe important de la paralysie saturnine : c'est l'immunité des muscles *long* et *court supinateurs* et spécialement du long supinateur. Tandis que dans la paralysie radiale par compression, ces muscles ne sont jamais épargnés.

Les paralysies qu'on observe chez les personnes qui s'endorment l'un des bras appuyé sur un corps dur (dos d'une chaise), ou qui portent des fardeaux (paralysie des porteurs d'eau de Rennes), guérissent régulièrement lorsqu'on soumet les malades à un traitement rationnel (révulsifs, électrisation localisée).

Si on recherche la raison anatomique de la paralysie, on ne s'en rend pas compte aussi facilement ; mais écoutons M. le professeur Trélat, qui, dans une clinique de l'hôpital Necker, à propos du malade de l'observation N° VI, discute avec tant de compétence la raison anatomique de la paralysie de son malade :

« On pouvait, dit l'éminent professeur (1), tout d'abord penser, à cette époque encore assez rapprochée de l'accident, alors que l'on venait seulement de débarrasser le malade de son appareil, qu'il avait subi une compression nerveuse du fait seul de cet appareil ; mais cette hypothèse ne devait pas être de longue durée, car s'il en avait été ainsi, la suppression de l'appareil devait très rapidement amener la guérison, ou tout au moins une amélioration notable de la paralysie. Cette amélioration ne s'étant pas produite, nous sommes maintenant fixés ; il n'y a pas lieu d'incriminer l'appareil.

» Cette hypothèse éliminée, nous pouvions croire que nous nous trouvions en présence d'une compression du nerf, par les tissus indurés qui se rencontrent toujours autour d'un cal récent. Ces indurations diminuant au bout d'un certain temps, cette compression n'eût été que provisoire, et il en eût été de même de la paralysie. Dans l'espoir que c'était là notre cas, nous avons employé concurremment avec l'électricité, la compression ouatée,

(1) Clinique chirurgicale de l'hôpital Necker. — M. le professeur Trélat. — Extrait de *la Semaine médicale*, N° du 8 juin 1882.

les douches, les bains, le massage; tout cela a été également sans résultat.

» Cette deuxième hypothèse n'était donc pas plus soutenable que la première.

» Or, d'autre part, si nous nous reportions aux particularités présentées par la fracture, et le cal qui y fait suite, nous voyions que cette fracture correspondait à la partie inférieure de la gouttière de torsion, dans laquelle passe, comme vous le savez, le nerf radial, accolé à l'artère humérale profonde; de là, le nerf descend dans la région inter-musculaire externe du pli du coude, et va se distribuer aux muscles de l'avant-bras qui étaient paralysés.

» Il était dès lors tout naturel que nous fussions amenés à rechercher s'il ne s'agissait pas là d'une destruction du nerf ou de sa compression par le cal.

» Nous trouvions-nous en présence d'une destruction? Cela est peu probable, et pour plusieurs raisons. La paralysie, avons-nous dit, est absolue pour certains muscles, mais elle n'est que relative pour certains autres; le nerf n'est pas atteint dans sa totalité, et cette paralysie partielle ne saurait coïncider qu'avec une lésion partielle elle-même.

» En outre, nous pouvons invoquer à l'appui de cette opinion l'expérience clinique, qui nous apprend que dans les fractures non compliquées de plaies, le nerf radial n'a jamais été sectionné.

» Ajoutez que, dans nos explorations réitérées, il nous était toujours très facile de retrouver vers la partie supérieure du cal, un endroit particulièrement sensible à l'excitation électrique; lorsque l'un des pôles était placé immédiatement sur ce point, le bras était enlevé brusquement, d'une manière très marquée. Je viens de faire l'opération devant vous, et vous avez pu constater la netteté du fait. Ce point avait été extrêmement douloureux au début, et ce n'est que depuis quelques jours que cette sensibilité exagérée a diminué. Il n'en eût certainement pas été ainsi si le nerf avait été détruit.

» Toutes ces considérations nous permettant d'exclure les causes que nous venons d'examiner, nous étions conduit tout naturellement à admettre que la continuité des fibres nerveuses du radial était intacte, mais qu'elles étaient intéressées par le cal. »

M. Lablancherie (1) croit pouvoir reconnaître si l'on a affaire à l'enclavement ou à la compression du nerf par le cal. Pour lui, un malade dont le nerf est enclavé, ne ressentira aucune douleur lorsqu'on exercera une pression au niveau du cal, le contraire aura lieu dans le cas de compression du nerf par une pointe du cal ; il cite à ce sujet le cas suivant observé par M. Ollier et publié dans la thèse de M. Reuillet (2) :

Fracture de l'humérus. — Paralysie radiale. — Résection d'une pointe osseuse comprimant le nerf radial. — Guérison.

Samaure (Pierre), 35 ans, a eu le 9 février 1864, le bras gauche brisé par une roue de voiture.

Fracture compliquée de l'humérus à 8 centimètres au-dessus du coude, luxation du coude en arrière.

(1) Lablancherie : *Loc. cit.*

(2) Ferréol-Reuillet : *Étude sur les paralysies du membre supérieur liées aux fractures de l'humérus.* Paris, 1869.

État inquiétant, mais le malade se remet, et le 7 mars on remarque un affaiblissement des muscles innervés par le radial. On explore la plaie avec un stylet, on trouve les fragments dénudés, mais pas d'esquilles.

Le 15 mars, l'abolition des mouvements se prononce de plus en plus ; en promenant un stylet sur les fragments, on rencontre le nerf radial, dont la présence est trahie par une douleur qui se prolonge le long de l'avant-bras et jusqu'à la face dorsale des deux premiers doigts.

3 avril. M. Ollier, craignant que le nerf ne soit emprisonné par le cal, met à nu le foyer de la fracture ; il résèque une pointe osseuse qui comprimait le nerf.

Le 15. Commencement de la consolidation.

Le 19. On enlève une esquille qui se trouvait sur le trajet du nerf ; à partir de ce jour, le malade n'éprouve plus de douleur et la cicatrisation marche rapidement.

26 mai. Le malade sort, la guérison est presque complète. Plus tard, M. Ollier revoit le malade : tous les mouvements des muscles innervés par le radial sont revenus, mais le coude est ankylosé.

La relation de ce cas est suivie de celle du jeune malade que M. Trélat a guéri en 1873 (obs. II), et M. Lablancherie fait au sujet de ces observations, cette remarque qu'on va lire :

« J'ai cru utile de rapporter ces observations surtout la dernière (1) ; car elles m'ont paru instructives au point de vue du diagnostic : même paralysie que dans l'enclavement du nerf, même marche de la maladie ; mais un point extrêmement important, une douleur excessivement vive à la pression, douleur siégeant exactement au point correspondant à celui où le nerf radial, sortant de la

(1) Celle de M. le professeur Trélat. (Obs. II).

gouttière de torsion, contourne le bord externe de l'humérus, voilà, à mon avis, ce qui permettra le diagnostic; car la pression qui en ce cas est transmise au nerf, ne saurait l'être dans le cas d'enclavement, etc. »

Il ne me semble pas qu'il soit possible d'établir cette distinction entre l'enclavement ou la compression du nerf par le cal, rien que par ce signe : douleur vive provoquée par la pression.

Je n'en veux pour preuve que cette remarque que fit M. le professeur Trélat dans une séance de la Société de Chirurgie (13 décembre 1882) :

« M. Lablancherie, dans sa thèse de 1879, cherche à faire de la vive douleur locale, provoquée par la pression avec le bout du doigt, un caractère distinctif entre l'enclavement et la compression du nerf par une saillie ou une pointe du cal. Or, ce phénomène : douleur vive provoquée par la pression en un point de trajet du nerf radial, existait chez mon jeune malade de 1873, et se retrouvait de la manière la plus précise chez le malade que je viens de guérir à Necker et qui avait un enclavement du nerf. »

Le malade de M. Paquet (observation personnelle), accusait également de la douleur, lorsqu'on exerçait une pression au niveau du cal.

Il ne faut donc pas compter sur le signe diagnostique indiqué par M. Lablancherie, pour savoir quelle est la nature de la lésion du nerf. On ne peut émettre que des hypothèses en attendant que l'opération nous éclaire sur la question de savoir si le nerf est enclavé ou comprimé par une saillie du cal.

Ayant décrit succinctement ce qui a rapport aux

symptômes et au diagnostic, il ne nous reste plus qu à parler du pronostic.

Pronostic. — Il est évidemment sérieux, au moins pour ce qui concerne le fonctionnement du membre atteint de paralysie. En effet, le cal étant un sujet d'irritation continuelle pour les tubes nerveux, ceux-ci enflammés ne pourront réparer les désordres qu'ils ont subis qu'à dater du jour où leur cause d'irritation aura disparu.

Le nerf qu'il soit enclavé ou comprimé de dedans en dehors par des fragments osseux plus ou moins irréguliers (cal exubérant), subit une contusion et une compression permanentes qui l'enflamment; et il est nécessaire, pour obtenir la guérison, d'avoir recours à une opération que nous décrivons au chapitre *Traitement.*

On entreprendra cette opération sans trop d'appréhension, en considérant que sur les sept chirurgiens qui l'ont pratiquée, pas un seul n'a eu d'insuccès à enregistrer.

Si on abandonnait la maladie à son propre cours, ou si on se contentait d'un traitement qui n'est pas chirurgical (application de pommades fondantes pour faire diminuer le cal, électrisation pour rappeler la contraction musculaire), la paralysie persisterait indéfiniment, l'atrophie musculaire augmenterait de plus en plus; le membre alors deviendrait inutile et même une cause de gêne et de douleur.

CHAPITRE QUATRIÈME

Traitement et Observations.

De tout ce qui a été dit précédemment, il résulte que l'opération seule peut guérir la *paralysie radiale* ayant pour cause la *compression du nerf*, soit par exubérance du cal, soit par enclavement.

On ne peut en effet espérer une modification dans l'état anatomique du cal, et la réparation des tubes nerveux ne se fera qu'à partir du moment où la cause qui les a endommagés aura disparu.

Il n'est pas besoin de dire que cette opération consistera dans le dégagement du nerf de toutes les causes d'irritation auxquelles il est soumis, et dans l'aplanissement des parties osseuses saillantes.

Mais avant d'entrer dans les détails de l'opération et de ses suites, je crois qu'il serait bon de citer les observations de malades chez qui est survenue une paralysie radiale à la suite d'une fracture de l'humérus.

Ces observations, qui sont au nombre de *sept*, montrent que l'intervention chirurgicale a été dans tous les cas suivie du meilleur résultat, puisque les malades qui y ont été soumis ont recouvré le plein usage de leur membre.

OBSERVATION I.

Nerf radial comprimé dans un canal osseux accidentel à la suite d'une fracture de l'humérus. — Dégagement du nerf par une opération chirurgicale. — Guérison de la paralysie, par M. Ollier, chirurgien en chef de l'Hôtel-Dieu de Lyon.

(Gazette hebdomadaire de médecine et de chirurgie, 18 août 1865).

Auguste Lombard, âgé de 22 ans, né à Plâu-de-Baix (Drôme), journalier.

Le 10 mars 1863 il fut pris sous un éboulement, il se fit une fracture de l'humérus droit.

L'os fut brisé au niveau de la gouttière radiale, à la réunion des deux cinquièmes inférieurs, avec les trois cinquièmes supérieurs. Il y avait eu issue des fragments ou du moins du fragment inférieur à travers la peau : la fracture fut réduite le soir même.

Le bras, placé dans un appareil amidonné, est maintenu ainsi pendant quarante jours. Dans les premiers jours le malade éprouvait des douleurs vives lancinantes au niveau de la fracture. Ces douleurs cessèrent complétement une fois la consolidation opérée. A la levée de l'appareil, on s'aperçut que la main qui était tombée en pronation depuis l'accident ne pouvait plus se relever. Il y avait une paralysie complète des muscles extenseurs.

Quatre mois après l'accident, ce malade fut adressé à M. Ollier par M. le Dr A. Fabre, médecin du chemin de fer, et on constata l'état suivant : le siége de la fracture est parfaitement indiqué par une augmentation légère du volume de l'os à ce niveau. En arrière surtout il y a des inégalités facilement perceptibles au toucher. Le cal est parfaitement solide. A ce niveau on voit une cicatrice cutanée de la perforation de la peau par les fragments.

L'avant-bras est considérablement atrophié ; en circonférence il a six centimètres de moins que celui du côté opposé au niveau de la partie la plus renflée. La main est pendante en pronation. Paralysie complète des extenseurs et de tous les muscles auxquels se distribue le radial. L'électricité, quel que soit le courant, n'a pas plus d'action sur ces muscles que la volonté. Diminution très notable de la sensibilité au niveau du pouce et de l'index.

Il y avait donc interruption d'action complète pour les tubes nerveux moteurs, incomplète selon toute apparence, pour les tubes sensitifs. Il y avait en outre, interruption de la sensibilité propre du nerf dans la gouttière radiale, ou, pour parler plus exactement, au niveau de la saillie produite par la fracture. Si on comprimait au-dessus du cal, on éveillait une sensibilité très vive en un point situé en arrière, dans la direction de la gouttière humérale, puis, si l'on continuait la compression au niveau du cal, toujours dans la même direction, on ne produisait aucune sensation.

Le nerf était là évidemment recouvert par un plan osseux résistant, car en comprimant tout autour du cal, on ne trouvait pas de point sensible. Au dessous du cal et en dehors, au point où le nerf radial quitte la gouttière de torsion de l'humérus pour s'engager entre le brachial antérieur et le long supinateur, il semblait qu'on retrouvait le nerf. On éveillait, en effet, une sensation désagréable sur le point pressé, et le malade indiquait quelques vagues fourmillements, spécialement le long de la partie postérieure de l'avant-bras, jusqu'au dessus du poignet.

D'autre part, les fonctions de la longue portion du triceps étaient intactes.

M. Ollier diagnostiqua une compression du nerf radial dans le trajet qu'il parcourait dans le cal, et songea à lever cet obstacle.

Après avoir vainement employé pendant deux mois tous les fondants possibles pour faire diminuer le cal, et l'électricité pour rappeler la contraction musculaire, l'atrophie augmentant encore, l'intervention chirurgicale fut décidée.

L'opération fut pratiquée le samedi 10 septembre 1863.

M. Ollier fit une incision de 0,08 centimètres dans la direction présumée du nerf. Elle commençait en haut, en arrière de la saillie osseuse signalée, et se dirigeait en bas dans la direction de la cloison intermusculaire externe.

Le chirurgien avait pour but de tomber sur le nerf radial au moment où il se dégage de sa gouttière ; mais, en raison d'un léger déplacement sur sa circonférence qu'avait subi le fragment inférieur, il rencontra le rameau du vaste interne entouré d'un tissu fibro-celluleux cicatriciel et qu'il prit tout d'abord pour le tronc du nerf radial atrophié. Mais il reconnut bientôt que ce n'était qu'une branche collatérale dont il se servit pour aller à la recherche du tronc lui-même. Il la vit, après l'avoir suivie dans un espace de 2 centimètres, s'enfoncer dans le cal. Alors, mesurant la direction probable du nerf, il enfonça le ciseau dans le tissu du cal et en fit éclater un fragment.

Ce fragment était lisse par sa face profonde et creusé en forme de gouttière. Un stylet fit distinguer une substance molle au fond de la dépression ainsi mise à découvert.

Le diagnostic était dès lors confirmé, il s'agissait de sculpter dans l'os une large gouttière pour mettre le nerf à nu et le dégager. C'est ce qu'on fit avec le ciseau et le maillet, et on découvrit bientôt un cordon volumineux ayant l'apparence d'un nerf hypertrophié.

L'humérus fut ainsi sculpté dans une étendue de 5 centimètres environ, et le nerf fut complétement à nu.

« Je vis alors, dit M. Ollier, que le nerf renflé comme un ganglion dans la moitié supérieure de la gouttière que j'avais creusée était étranglé par une pointe osseuse obliquement située et paraissant provenir du fragment inférieur.

Cette pointe se continuait ainsi par sa base avec le fragment inférieur qui se confondait lui-même avec le cal périphérique, comme cela arrive toujours dans les fractures anciennes. A ce niveau, le nerf était serré comme par une ligature ; il avait 3 millimètres d'épaisseur, tandis que la partie renflée et située au-dessus avait un centimètre. Au-dessous de l'étranglement, il y avait à peine un léger renflement, et le nerf reprenait son volume normal en restant encore emprisonné au milieu du cal, dans une étendue de 15 à 20 millimètres. »

Il fit sauter la pointe osseuse, reste du point osseux qui étranglait le nerf, passa un stylet derrière cet organe pour l'isoler complétement.

Un canal étroit et irrégulier fut ainsi converti en une large gouttière, où le nerf devait être à l'abri de toute compression, et pour éviter la reproduction osseuse on enleva le périoste tout autour.

L'opération ainsi terminée, les bords de la plaie furent rapprochés sans points de suture, on mit quelques bandelettes de diachylon, et on enveloppa le membre de coton : les suites furent très-simples ; il y eut un peu de fièvre le second et le troisième jour ; la cicatrisation était complète au quinzième jour.

Dès le sixième jour, le malade éprouva des fourmillements dans les régions postérieures et externes de l'avant-bras. La sensibilité devint plus évidente au pouce et à l'index, l'électricité employée dès le quinzième jour produisit des sensations que le malade n'avait pas éprouvées avant l'opération. Elle n'amenait pas de contraction sensible, mais le malade éprouvait une tension particulière dans les muscles qu'anime le radial.

Le vingtième jour la main se soulève un peu sous l'influence de la volonté, et de jour en jour les mouvements d'extension sont plus appréciables.

Au bout d'un mois, il y eut un temps d'arrêt de trois semaines environ, la sensibilité était revenue jusqu'aux extrémités du pouce et de l'index, mais les mouvements semblaient stationnaires.

Enfin l'amélioration reprit son cours peu à peu, les muscles devinrent sensibles à l'électricité. Le malade souleva sa main d'abord dans une direction parallèle à l'avant-bras et puis enfin, au moment où il quitta le service et où il fut montré à la société des sciences médicales, le métacarpe pouvait faire avec l'avant-bras un angle de 125 degrès.

Le malade de l'observation précédente fut revu le 18 septembre 1864, un an après l'opération ; tous les mouvements physiologiques étaient rétablis ; le membre avait la même forme qu'avant l'accident ; toute trace d'atrophie avait disparu. Il y avait cependant encore pour les mouvements d'extension forcée un peu de faiblesse dans le petit doigt et l'annulaire.

OBSERVATION II.[1]

(Recueillie par M. Chevalet, interne des hôpitaux).

Fracture de l'humérus droit. — Compression du nerf radial. — Cal douloureux. — Paralysie des muscles de l'avant-bras. — Opération : dégagement du nerf. — Disparition des douleurs.

Ch. Théodule, âgé de 8 ans, s'est fracturé le bras dans une

(1) Thèse de Pasturaud, Paris 1875.

chûte le 27 Août 1873. Fracture de l'extrémité inférieure de l'humérus droit.

On plaça le membre dans un appareil inamovible pendant cinq semaines ; au bout de ce temps la fracture était consolidée, mais on s'aperçut que le poignet ne pouvait plus s'étendre et que les mouvements du coude étaient difficiles et douloureux. Ce dernier accident fut combattu avec succès par l'exercice et les bains, mais alors seulement on s'aperçut de la paralysie des extenseurs.

Au commencement de novembre 1873, il fut envoyé à M. le professeur Trélat. Le cal était volumineux, difforme par chevauchement des fragments. Quand on explorait cette fracture au moment où le doigt touchait la saillie inféro-externe du fragment supérieur, juste au-dessus et en avant de l'épicondyle, le petit malade accusait subitement une vive douleur, qui ne se produisait que dans ce point précis. Or, ce point correspondait exactement à celui où le nerf radial, sortant de la gouttière de torsion, contourne le bord externe de l'humérus. Cette douleur est trop vive pour être causée par une irritation d'une pointe osseuse sur les téguments, elle est due bien évidemment à une compression du nerf radial. Il existe une hypéresthésie considérable de toute la région externe de l'avant-bras jusqu'à la main ; cette hypéresthésie est provoquée par le moindre attouchement et est toute superficielle.

La sensibilité faible est intacte.

L'avant-bras droit est très atrophié, mais cette diminution de volume ne peut être due à l'immobilité de cinq semaines, on pense qu'elle tient bien plutôt à un trouble trophique qui a porté sur les muscles.

Le thermomètre indique une augmentation de un demi-degré en faveur de l'avant–bras malade.

Après une longue discussion sur la nature de la lésion du nerf, M. le professeur Trélat conclut à une compression du nerf radial par la saillie du fragment supérieur et il se décide à intervenir.

L'opération devait consister dans le dégagement du nerf comprimé. La recherche de cet organe fut longue et minutieuse au milieu du tissu cellulaire épaissi, presque fibreux, d'une coloration blanc grisâtre.

On trouve renfermé dans son épaisseur, sur la saillie du fragment supérieur de l'humérus, un cordon nerveux qui s'étalait sous la forme d'un ganglion ou plutôt d'une sorte de plexus nerveux fortement uni par du tissu cellulaire. On avait sous les yeux la branche antérieure ou cutanée du radial. Elle fut disséquée et dégagée, puis on réséqua la saillie angulaire du fragment.

Depuis, le petit malade n'a plus éprouvé de douleurs dans son membre malade, mais il a conservé sa paralysie, qui a résisté plus d'une année à l'électricité. Il n'a pas encore complétement les mouvements de son poignet. La température, qui était avant l'opération plus élevée du côté malade que du côté sain, est depuis du côté droit (malade) 33° 2 ; côté gauche, 34°.

Il y a donc eu là une grande modification dans la calorification du membre par suite de ce dégagement du nerf.

REMARQUE. — Cette observation est restée incomplète ; mais M. le professeur Trélat, dans la séance de la Société de chirurgie du 13 décembre 1882, a tenu à faire remarquer que la guérison a été absolue chez le jeune Théodule Ch.... M. Trélat a eu pendant plusieurs années des nouvelles précises de son jeune opéré et il a suivi les progrès d'une guérison qui a permis au blessé de recouvrer un membre mobile et vigoureux permettant les exercices les plus énergiques.

Le résultat a été tellement satisfaisant que Théodule Ch... a remporté des prix de gymnastique à sa pension quelques années après son opération.

OBSERVATION III.[1]

(The British medical journal, 21 avril 1877. Extrait).

Étranglement du nerf radial.

Le Dr Alexandre Ogston donne quelques détails sur le cas d'un jeune homme auquel il a donné ses soins pour une fracture de la partie moyenne de l'humérus, compliquée de déchirure et de meurtrissure des muscles.

Le Dr Edouard de Stonehaven, qui vit le premier le malade, fit le pansement habituel, et tout alla pour le mieux, le membre devint apte à reprendre ses fonctions, bien que les parties molles parussent plus volumineuses qu'à l'ordinaire. Bientôt cependant les muscles extenseurs de l'avant-bras devinrent flasques, les fléchisseurs continuant à agir comme auparavant et la sensibilité demeurant intacte sur tout le membre. Après peu de temps, les extenseurs s'atrophièrent, et le membre devint incapable de tout mouvement.

Ce fut alors que le Dr Ogston vit le malade pour la première fois en consultation et, en face de ces circonstances, fut d'avis d'aller à la recherche du nerf radial, pour se rendre compte de son état. Il fit une longue incision et tomba sur la partie supérieure du nerf qui, au niveau de la fracture, disparaissait dans la substance même de l'humérus pour reparaître plus bas au-dessous du fragment inférieur. L'os fut attaqué avec soin, et on trouva au milieu de ce tissu osseux le nerf lui-même n'ayant subi aucune rupture, mais réduit par la pression à à peu près un tiers de son volume normal. Il fut soulevé et réuni au tricep par une suture au catgut.

(1) Empruntée à la thèse de M. Lablancherie (Paris 1880).

Le malade était encore en observation et le Dr Ogston se proposait d'en reparler plus tard. Depuis l'opération, les extenseurs n'ont recouvré aucun de leurs mouvements.

On n'a pas essayé l'électricité, mais on doit y avoir recours.

En conclusion, le Dr Ogston appelle l'attention snr les effets de l'étranglement des nerfs ; parfois, dit-il, il existe en même temps une douleur intense et la paralysie ; d'autres fois, la douleur est le seul symptôme ; plus rarement, il y a paralysie sans douleur.

Remarque. — L'atrophie des muscles extenseurs et l'incapacité complète du membre, sont les seuls signes de paralysie radiale signalés dans cette observation. Cependant, sans avoir fait de diagnostic, le Dr Ogston soupçonna l'enclavement du nerf radial et crut qu'il serait utile de voir dans quel état se trouvait ce nerf ; il le vit complètement englobé dans la substance de l'humérus et comprimé. Ce fait, quoique nous ne sachions rien des suites de l'opération, trouve donc sa place dans cette thèse.

OBSERVATION IV.(1)

Fracture de l'humérus droit. — Paralysie du Nerf radial. — Dégagement du nerf compris dans le cal.

Blanc, Louis, âgé de 53 ans, porteur aux halles, atteint de surdité depuis son enfance, est renversé par une voiture, dont la roue lui passe sur le bras droit. Aussitôt l'accident, il est porté à l'hôpital Beaujon et couché au lit n° 19, salle Saint-Vincent-de Paul, dans le service de M. Tillaux.

(1) Publiée par M. Lablancherie (thèse de Paris 1880)

Le jour même, 13 novembre 1877, M. Gillette, chargé du service en remplacement de M. Tillaux, constate une fracture de la partie moyenne de l'humérus droit, fracture comminutive et compliquée de plaie. Je n'ai pu savoir si la plaie était en communication avec la fracture, mais tout me fait supposer le contraire, car, paraît-il, la cicatrisation fut très rapide, et le malade séjourna dans son appareil sans autre accident jusqu'au mois de janvier.

On n'avait point à ce moment-là remarqué de paralysie, et le malade qui est très courageux, dit que si on ne l'avait porté immédiatement à l'hôpital, il n'y serait pas entré, ne croyant pas même avoir le bras cassé.

Au commencement de janvier 1878, lorsque M. Tillaux, qui avait repris son service, enleva l'appareil, il s'aperçut immédiatement que le bras restait immobile dans la pronation et que la main tombait inerte.

Malgré tous ses efforts, le malade ne pouvait remuer les doigts. La sensibité parut bien diminuée, mais, on ne chercha pas les limites exactes de la zone insensible. L'avant-bras, d'ailleurs, était réduit à la moitié seulement de son volume normal. L'électricité ne fut pas essayée.

Devant ces faits, M. Tillaux pensa à la possibilité de l'emprisonnement du nerf radial dans le cal.

L'opération fut pratiquée le 16 Janvier. On fit une incision de 11 centimètres environ, à la partie externe du bras, de façon à pénétrer entre le long supinateur et le brachial antérieur, et tomber ainsi d'abord sur la partie inférieure du nerf à la sortie de la gouttière de torsion. Le nerf, une fois trouvé dans ce point, on le souleva avec un crochet mousse et on se servit de lui comme conducteur. On reconnut bientôt qu'il s'engageait dans une sorte de tunnel ostéo-fibreux, en forme de baïonnette : la bandelette fibreuse fut incisée et on eut le nerf sous les yeux. Il était étranglé par places, et au contraire, hypertrophié ou aplati dans d'autres points ; il était rouge et présentait d'une manière générale un aspect moniliforme. Le nerf fut soulevé et on détruisit avec l'aide de la gouge et du maillet cette sorte de gouttière osseuse ; puis on le laissa libre sur cette surface ainsi aplanie.

La plaie est réunie par quatre points de suture et on fait un pansement sec, mais la réunion par première intention échoue et on enlève les points de suture le 19. On met des cataplasmes qui sont continués jusqu'au 25, époque à laquelle on les remplace par un pansement à l'alcool camphré.

A dater de ce jour, le malade commence à pouvoir tenir tenir quelques objets avec sa main ; il dit qu'il ne souffre plus dans le coude comme avant l'opération.

1er Février. Il peut ouvrir une serrure.

Le 2. Il peut écrire.

Le 27. La plaie étant à peu près cicatrisée, on commence l'électrisation avec les courants induits. Du reste, on peut constater dès aujourd'hui que les mouvements de la main droite sont à peu près revenus, le malade se sert de sa main droite à peu près comme de sa main gauche. Il remplit même les fonctions d'infirmier dans la salle. On n'obtient point de contractions des extenseurs avec l'électricité. Pour faire l'électrisation, on place le pôle supérieur sur le radial à la partie supérieure de la gouttière de torsion à la face interne du bras, et le pôle inférieur sur les muscles de la région postérieure et externe.

La cicatrice résultant de l'opération empêche qu'on applique le pôle supérieur au niveau de la partie inférieure de la gouttière du radial.

On cesse la faradisation le 15 avril : les muscles ont repris peu à peu leur action ; le membre droit est presque aussi volumineux qu'avant l'accident. Le malade sort de l'hôpital.

M. Tillaux revoit le malade plus tard et, la guérison se continuant, le présente à la société de chirurgie dans la séance du 26 Juin 1878.

15 Décembre 1879. J'ai eu la curiosité de revoir le malade qui a fait le sujet de cette observation et j'ai été assez heureux pour le retrouver.

Il a repris son état de porteur aux halles ; ce qui prouve assez la vigueur de son membre droit. Voici d'ailleurs ce que j'ai pu constater :

Tous les mouvements de l'avant-bras et des doigts sont faciles ; il serre assez fort la main qu'on lui présente ; le métacarpe peut être relevé sur l'avant-bras jusqu'à former un angle de 120° environ ; il peut écrire et même enfiler une aiguille.

D'un autre côté, l'avant-bras, quoique un peu moins gros que le gauche, paraît assez bien musclé et il faut une assez grande attention pour s'apercevoir d'une différence.

La sensibilité est parfaite partout. En un mot, si ce n'était la cicatrice exubérante qui siège à la partie externe du bras, et la tuméfaction que présente encore l'humérus, le malade n'aurait plus aucun signe de sa fracture.

OBSERVATION V.(1)

Dégagement du nerf radial droit enclavé dans un cal de l'humérus.

Le nommé Ferdinando Barbiani, âgé de 37 ans, maçon, entre le 27 septembre 1879 salle Saint-Michel, lit n° 17, servive de M. Delens, hôpital Tenon.

Pas d'accidents antérieurs.

Le 27 septembre, en travaillant à un plafond, il tomba de l'échafaudage. Son bras droit frappa contre une rampe d'escalier, l'humérus se fractura au 1/4 inférieur.

(1) Empruntée à la thèse de M. Lablancherie. Paris 1880.

Le malade étant apporté sur le champ à l'hôpital, on constata tous les signes d'une fracture simple de l'humérus, mobilité, crépitation, etc. Le membre fut installé le jour même dans une gouttière plâtrée. L'immobilisation fut maintenue pendant cinq semaines environ, sans qu'il survint rien de remarquable.

L'appareil fut enlevé le 6 novembre.

Le cal est solide, cependunt le malade ne peut mouvoir le membre.

Mouvements forcés pendant plusieurs jours. L'impuissance du membre persistant, c'est alors que l'on s'aperçut de l'existence d'une paralysie radiale.

Le malade peut étendre l'avant bras sur le bras, mais il ne peut relever la main ni les doigts.

La mobilité est abolie dans les muscles extenseurs des doigts, les radiaux, le long supinateur et le court supinateur. Elle est conservée pour le triceps brachial. Sa main reste dans la demi-flexion, légèrement inclinée sur le bord cubital. Il y a peu de troubles de la sensibilité. Le malade sent faiblement les piqûres d'une épingle sur toute la face dorsale de l'avant-bras. Du côté des doigts, il semble qu'il y ait également une légère diminution de la sensibilité dans la moitié externe correspondant à la distribution du radial ; mais cette différence est moins marquée que pour la face dorsale de l'avant-bras.

Tout le membre supérieur du côté droit présente une atrophie assez notable en comparaison du côté opposé. Le cal est arrondi, régulier et ne présente pas une saillie considérable ; il n'est pas douloureux.

Aucun trouble du côté des nerfs.

Lorsqu'on électrise directement les muscles de la région dorsale de l'avant-bras, on ne provoque pas de contraction. L'électrisation sur le trajet du nerf au-dessus de la gouttière de torsion provoque une douleur qui se manifeste par une réaction très vive ; mais on ne remarque aucune contraction dans lest muscles paralysés, et la main appliquée sur eux n'y perçoit aucun mouvement. L'électrisation est continuée pendant quinze jours sans résultat.

Diagnostic. — Enclavement du nerf dans le cal. L'opération pour dégager le nerf est pratiquée le 24 novembre.

Application du tube d'Esmarch à la racine du membre. Le malade étant anesthésié par le chloroforme, M. Delens pratique une incision de 6 centimètres environ au niveau de la gouttière de torsion de l'humérus, et suivant le trajet du nerf radial.

En écartant les deux lèvres de plaie, on distingue sous la lèvre antérieure le tissu fibreux qui entoure le cal et, après l'incision de quelques fibres musculaires, on voit à l'angle inférieur de la plaie le nerf radial, qui est reporté à 1 centimètre environ en avant de son trajet normal. A l'angle supérieur, la recherche fut un peu plus difficile ; et ce n'est qu'après une dissection minutieuse que M. Delens put le découvrir, en incisant les insertions du premier radial et du long supinateur.

Le premier temps de l'opération fut de beaucoup le plus compliqué, à cause de la déviation qu'avait subie le nerf. Mais on ne pouvait le mettre à nu qu'aux deux angles de la plaie. Dans la partie intermédiaire, il disparaissait complétement sous le tissu fibreux épais qui entourait le cal. Cependant des tractions exercées au-dessus et au-dessous n'amènent aucun déplacement du nerf. Les mouvements imprimés à l'une des parties libres ne se transmettent même pas à l'autre. M. Delens incise alors avec précaution le périoste au-devant du nerf, et on voit que celui ci s'enfonce dans le cal en formant une courbe à concavité dirigée en arrière et en dehors. Le nerf ne disparait pas tout entier dans le cal ; il est logé dans une gouttière osseuse qui enveloppe environ les 3/4 du nerf, et l'espace qui reste ouvert en dedans et en avant est comblé par un pont fibreux très résistant.

Après la section de cette bride fibreuse, il est encore impossible de dégager le nerf et même de le faire glisser en exerçant des tractions sur les points dénudés ; l'enclavement peut donc être considéré comme complet. M. Delens enlève avec le ciseau et le maillet un arc osseux, épais d'environ 5 à 6 milimètres et long de 1 à 18 millimètres, qui retenait le nerf.

Le nerf est alors facilement retiré de sa gouttière, et pour l'empêcher d'y retomber on place en arrière de lui une petite bandelette de protective. Dans toute la portion enclavée, le nerf est aplati et sensiblement diminué de volume ; il présente dans son épaisseur un véritable envahissement du tissu osseux qui pénètre dans le nerf sous la forme d'aiguilles. M. Delens enlève avec des ciseaux la plus grande partie de ces aiguilles osseuses, le nerf est réduit à la moitié de son volume environ.

On enlève le tube d'Esmarch, et il ne se produit qu'un écoulement de sang insignifiant, à la surface des muscles. Aucune artère n'a d'ailleurs été intéressée. Pansement à plat, avec charpie et eau-de-vie camphrée à 60°.

25 Novembre. La plaie est recouverte de quelques caillots sanguins, qu'une injection d'eau-de-vie camphrée détache. La plaie a un excellent aspect, sa surface est rosée, on ne remarque pas le moindre gonflement ; la réunion paraît se faire profondément.

On enlève la bande de protective. Le pansement est très douloureux, mais le malade ne se plaint pas dans tout le reste de la journée.

Sans chercher à faire mouvoir la main, on remarque qu'elle est moins inerte, elle se maintient non plus dans la demi-flexion, mais presque sur le même plan que l'avant-bras.

Le 26. La plaie va très bien. Le malade dort et mange parfaitement. Des mouvements volontaires sont assez manifestes ; les extenseurs se contractent visiblement et la main est ramenée sur le plan de l'avant-bras.

Rien de nouveau jusqu'au 5 décembre. La plaie est pansée tous les matins avec de l'eau-de-vie camphrée. Le malade ne souffre pas en dehors des pansements.

Les progrès de la motilité sont lents et peu appréciables, cependant lorsque le malade cherche à étendre la main ou les doigts, la main appliquée sur la face postérieure de l'avant-bras perçoit très nettement des contractions musculaires qui manquaient avant l'opération. Outre la profonde altération du nerf, il est encore un autre détail qui explique la lenteur du progrès, c'est l'extrême laxité du coude droit, qui admet des mouvements latéraux.

Le 5 Décembre. La température est normale le matin ; depuis l'opération d'ailleurs elle a oscillé entre 36°,5 et 37°.5.

Dans la journée, malaise, frisson, sueur, céphalalgie très vive.

Le soir, le malade se plaint beaucoup de la tête et du bras gauche.

Rien du côté opéré, la plaie a toujours bon aspect, n'est pas douloureuse ; il n'y a pas de ganglions dans l'aisselle. C'est alors que survient une complication peu prévue et qui n'a d'ailleurs aucun rapport avec l'opération.

A la suite de l'apparition de sa variole dans la salle on fit vacciner tous les malades. Barbiani avait subi, comme les autres, l'inoculation vaccinale le 22 novembre. Deux jours avant son opération, un seul bouton s'était developpé sur le bras gauche ; et c'est là le point de départ des accidents.

Le 5 au soir. Le bras est tendu, douloureux, la pustule vaccinale, déjà affaissée et flétrie, laisse écouler un peu de pus, et on voit des trainées rouges qui en partent et en remontent vers la racine du membre.

Engorgement douloureux des ganglions axillaires.

Rien du côté de l'avant-bras ni dans les articulations.

Cataplasmes. Sulfate de quinine 0.50 cent.

Le 6. Même état. Douleurs très-vives dans tout le bras; mais les accidents généraux sont moins prononcés que la veille.

La rougeur s'est étendue ; au lieu de traînées rouges, il y a une rougeur diffuse qui s'étend à toute la partie antérieure et interne du bras.

La rougeur s'étend un peu les jours suivants à l'avant-bras en même temps que la douleur augmente. Empâtement, œdème de tout le membre. Fluctuation à la partie moyenne du bras.

Le 9. Incision qui laisse écouler un pus crémeux assez abondant.

Le 10. Empâtement plus prononcé.

Le pus est épais et mélangé de lambeaux de tissu cellulaire sphacélé. Fluctuation en arrière de l'olécrâne. Nouvelle incision.

Diagnostic : Phlegmon diffus.

Après la seconde incision, bains locaux, cataplasmes avec continuation de sulfate de quinine à l'intérieur.

Les symptômes généraux ne s'aggravent pas, ils restent stationnaires jusqu'au 15. Cependant, non seulement les progrès de la motilité se sont arrêtés du côté paralysé, mais les mouvements observés les premiers jours ont disparu complétement.

La main retombe comme avant l'opération et on ne sent plus les contractions musculaires dans la région dorsale de l'avant-bras.

L'électricité ne produit pas de contractions appréciables.

Le 18. Le malade est beaucoup mieux, le gonflement du bras et de l'avant-bras a considérablement diminué.

Abcès à la partie externe et postérieure du bras. Ecoulement abondant de pus mélangé de lambeaux de tissu sphacélé.

Les mouvements reparaissent dans la main, légères contractions à l'électrisation.

OBSERVATION VI.[1]

Nerf radial emprisonné dans un cal. — Paralysie radiale complète. — Opération — Guérison.

Auguste Bl..., âgé de 40 ans, peintre en bâtiment, entre le 19 mars 1882, salle Saint-Pierre, n° 46.

A la suite d'une rixe, cet homme avait été bousculé, jété à terre. A son entrée, nous constations une plaie de tête, une fracture sus-condylienne du fémur droit avec chevauchement marqué, extrême mobilité et vaste épanchement sanguin ; et enfin une fracture de l'humérus gauche à plusieurs fragments. La contention de ces fragments présenta de très réelles difficultés ; j'appliquai successivement trois appareils plâtrés ; le dernier fut enlevé le 20 avril

Le cal est volumineux, irrégulier, présente une grande épaisseur d'avant en arrière, et une forte saillie anguleuse à la partie postéro-externe de l'os.

L'exploration des mouvements du membre donne les résultats suivants : La flexion du coude peut aller jusqu'à l'angle droit et même un peu au delà, l'extension est peu étendue. L'avant-bras s'est amaigri. L'extension de la main et des doigts est impossible ; l'abduction et l'extension du pouce, la supination sont également abolies.

L'exploration électrique montre que les extenseurs, supinateurs et radiaux sont tout à fait paralysés ; l'extenseur du pouce et celui de l'index réagissent seuls sous l'influence du courant, mais faiblement ; le mouvement volontaire est impossible. La sensibilité est conservée.

Des douches locales et des applications électriques n'ont amené aucun résultat, de telle sorte que nous devions écarter l'idée, soit d'une compression nerveuse par l'appareil, soit d'une

(1) Communiquée après la présentation du malade, à la Société de chirurgie, séance du 18 décembre 1882, par M. le professeur Trélat.

sorte de névrite périphérique produite par le cal, pour penser à une altération du nerf radial, non pas à une section, ni à une destruction de ce nerf, mais à un enserrement dans le cal.

Fort du résultat heureux que j'avais obtenu en 1874 chez un petit garçon dans des conditions tout à fait analogues, résultat tellement satisfaisant que mon jeune opéré a remporté des prix de gymnastique à sa pension quelques années après son opération, je me décidai à pratiquer l'abrasion de la partie saillante du cal dans le but de délivrer le nerf que je supposais emprisonné ; mais si j'avais lieu d'espérer de nouveau une réussite complète, je savais d'autre part, par le fait que je viens de citer et par les cas du même genre cités par M. Bouilly et M. Delens que le retour des mouvements n'est obtenu qu'au bout d'un temps assez long.

Laissant au cal le temps d'opérer son travail de prolifération et de réparation, je pratiquai l'opération le 1er juin.

La bande d'Esmarch appliquée, l'anesthésie étant complète, je fis une incision de 9 centimètres sur le trajet du nerf radial à sa sortie de la gouttière de torsion ; à la surface du cal, très gros et très saillant, pas de nerf ; enfin, après une recherche assez laborieuse, le radial est découvert au-dessous du cal, caché par du tissu fibreux. Il est disséqué de bas en haut et extrait d'un véritable tunnel ostéo-fibreux, après résection des bords osseux qui le surplombaient. Le nerf une fois dégagé dans toute la longueur du canal pathologique (5 centimètres environ) avec la pince gouge, le ciseau, la scie pour une pointe assez volumineuse, toute la partie exubérante du cal est réséquée et nivelée de façon à donner une surface sans irrégularités, ni aspérités.

Le lien d'Esmarch enlevé, hémorrhagie marquée en nappe. Tube suture Lister recouvert d'un pansement ouaté compressif.

Le 2 Juin. Premier pansement. Bon état.

Le 4. Indices de phlegmon.

Bientôt suppuration, désunion; énorme gonflement des muscles. Lavages attentifs, pansement humide.

La plaie étant en bonne voie de cicatrisation, on commence les séances d'électricité six semaines après l'opération, le 15 juillet environ.

Le 20 août, la cicatrisation est complète; on fait chaque jour une séance d'électrisation faradique de 10 minutes.

Des rudiments de mouvements spontanés s'étaient montrés dès le commencement d'août, mais ce n'est guère qu'à la fin de septembre que nous constatons une amélioration très sensible. Voici l'état du malade au 20 septembre.

La pronation s'effectue d'une manière complète; la supination est presque complète; léger degré d'extension de la main, pas d'extension du pouce, abduction à peu près nulle.

Les deuxième et troisième phalanges se fléchissent, la première ne fléchit pas.

A mon retour des vacances, au commencement de novembre, le malade a recouvré l'extension de la main et des doigts; l'abduction du pouce manque encore. Les mouvements sont peu énergiques, mais très nets dans toute l'étendue.

L'excitabilité électrique est très faible.

Il y a des zones d'anesthésie sur la face dorso-radiale de l'avant-bras.

A l'aide des courants continus annexés, depuis 15 jours aux courants interrompus, une amélioration très rapide s'est produite, et aujourd'hui, 13 décembre, le mouvement qui avait jusque-là fait défaut, l'abduction du pouce a fait son apparition. Tous les autres mouvements ont d'ailleurs pris de l'énergie et la guérison doit être considérée comme complète.

Je dois ajouter pour terminer un petit fait qui a quelque intérêt. Lorsqu'on fait fléchir la main de notre malade, les doigts étant dans l'extension, ce mouvement est possible, mais il devient impossible et même dangereux lorsque les doigts sont fléchis; cela indique un certain degré de raideur, de raccourcissement des extenseurs, raccourcissement qui s'explique par la durée de la paralysie et que nous combattons avec succès par la flexion énergique.

OBSERVATION VII.

(Personnelle).

Fracture de l'humérus droit. — Paralysie consécutive du nerf radial. — Désenclavement du nerf. — Guérison.

Le nommé Decorte, Ivon, âgé de 57 ans, journalier, entre le 14 septembre 1882, à l'hôpital Sainte-Eugénie, salle Sainte Marie, lit n° 16, service de M. le professeur Paquet.

Du 20 juin au 29 juillet 1882, ce malade fut soigné une première fois dans le service, pour une fracture de l'humérus droit.

Decorte se fractura l'humérus, en faisant une chûte du haut d'un escalier ; il entra à l'hôpital le lendemain de l'accident, et on constata qu'il avait au bras droit une fracture oblique située vers la partie moyenne de l'humérus ; les fragments se déplaçaient dans le sens longitudinal et dans le sens transversal ; l'obliquité de ces fragments était de 125° environ.

La réduction faite, on maintint les fragments en place l'aide d'un appareil en gutta-percha, propre à M. Paquet. Cet appareil fut moulé sur l'épaule, le coude, la partie supérieure de l'avant-bras, et se contournait en hélice, de manière à embrasser les deux tiers de la circonférence du membre. Avec un semblable appareil, modelé exactement sur les saillies osseuses et musculaires, aucun déplacement n'était possible, on pouvait, de plus, surveiller facilement la marche de la guérison.

Tout se passa bien pendant le séjour du malade à l'hôpital, environ cinq semaines après l'accident, le 29 juillet 1882, demanda son exeat qui lui fut accordé, la fracture étant bien consolidée.

Le malade essaya de reprendre son travail de journalier, néanmoins il remarqua qu'il n'avait pas de force dans le bras et surtout l'avant-bras ; quelque temps après, il ne pouvait étendre les doigts que difficilement lorsqu'il les avait fléchis. Attribuant cet accident à la privation d'exercice qu'avait nécessité le traitement de sa fracture, et, espérant qu'il pourrait se servir de son bras comme avant l'accident, il ne s'en émut pas et continua son travail. Mais loin de s'améliorer, son état s'aggrava au point qu'il dût rentrer à l'hôpital.

Le 14 septembre, date de son entrée, on constate que le malade ne peut absolument pas étendre les doigts qui restent dans la flexion ; qu'il ne peut relever le poignet ou le mouvoir latéralement ; que les mouvements de pronation et de supination sont impossibles. En un mot impuissance absolue du membre. De plus, le malade ressent des douleurs très vives et continues dans le bras, l'avant-bras et la main, principalement sur le trajet du nerf radial et de ses branches. Il accuse également de la douleur, lorsqu'on exerce une pression au niveau du cal. On est frappé, en outre, de l'atrophie considérable de l'avant-bras malade.

Pendant six semaines environ, on l'électrisa à l'aide d'une machine à courants interrompus (machine de Gaiffe au bisulfate de mercure), mais les muscles étaient insensibles à l'électricité.

M le professeur Paquet pose la diagnostic de *paralysie du nerf radial*, après avoir émis l'idée que ce nerf était enclavé dans un *cal vicieux*, ou comprimé fortement contre le cal par les tissus fibreux de nouvelle formation qui entouraient ce cal.

Le 20 Novembre, le malade en est toujours au même point; l'électrisation ne produisant aucun changement dans son état, M. le professeur Paquet lui propose une opération ; celle-ci acceptée, est fixée au 5 Décembre.

5 *Décembre*. Le malade ayant été anesthésié à l'aide du chloroforme, M. Paquet fait sur la face externe du bras, une incision longue de 12 centimètres et n'intéressant que la peau. L'incision fut commencée en dessous de l'insertion du deltoïde et suivit le trajet du nerf radial.

Le tissu cellulaire sous cutané est ensuite incisé, la veine céphalique réclinée et l'aponévrose sectionnée sur la sonde cannelée ; M. Paquet pénètre alors dans la cloison intermusculaire externe ; le nerf du triceps se présente, il est écarté ; tout au fond et à la partie inférieure de la plaie, enfin, on trouve le *nerf radial*.

Suivant la remarque de M. le professeur Paquet, ce nerf semble faire partie du périoste du cal ; il n'est pas entièrement entouré par le tissu du cal, mais, celui-ci exubérant, lui forme une gouttière représentant les trois quarts d'un cylindre. Le nerf radial est donc pris entre le périoste et l'os et comprimé par conséquent, le périoste étant inextensible. De plus, il a perdu sa forme cylindrique, et se trouve aplati contre le cal.

On procède alors à la dissection et au dégagement du *nerf radial* qui est enclavé dans une étendu d'environ cinq centimètres ; on passe ensuite sous ce nerf deux pinces de Koeberlé fermées, on en fait l'élongation et l'on complète le dégagement des tubes nerveux en le faisant plusieurs fois rouler entre les doigts ; par cette manœuvre le nerf aplati reprend sa forme cylindrique. La gouttière osseuse est ensuite aplanie ; c'est le dernier temps de l'opération.

Les vaisseaux blessés pendant l'opération ont été peu nombreux et surtout peu importants ; ils ont été saisis au fur et à mesure de leur apparition par des pinces hémostatiques.

Un drain d'assez fort calibre est placé dans le fond de la plaie ; celle-ci est fermée par 8 ou 10 points de suture faits avec de la soie phéniquée. Un pansement de Lister complet est appliqué.

Après l'opération et pendant toute la journée, le malade

ressentit des douleurs très vives. On prescrit la potion suivante :

Sirop diacode	30gr.
Eau de fleurs d'oranger..........	30gr.
Bromure de potassium...........	2gr.

Le lendemain, 6 *décembre*, les douleurs qu'éprouve le malade sont encore vives, quoique beaucoup moindres.

On lui fléchit les doigts, et il est permis de constater déjà le bon résultat de l'opération, car le malade peut faire exécuter à la main et aux doigts, de légers mouvements d'extension.

9 *décembre*. — Le pansement de Lister est renouvelé, et l'on constate que la plaie se réunit par première intention, surtout vers le milieu. Les douleurs ont complétement disparu.

11 *décembre*. — Absence complète de douleurs. On remarque aux alentours de la plaie une éruption qu'on attribue au pansement phéniqué.

17 *décembre*. — Le drain de fort calibre est remplacé par un autre drain de petit calibre.

19 *décembre*. — La plaie est complètement réunie en son milieu.

21 *décembre*. — Suppression du pansement de Lister. Pansement à la vaseline phéniquée. On remplace le petit drain par une mèche de crins de cheval. Il n'y a plus traces de l'éruption.

29 *décembre*. — On enlève les crins de cheval. Toute la plaie, à l'exception des orifices d'entrée et de sortie des crins, est complétement cicatrisée.

A partir de ce jour le bras malade est de temps en temps électrisé, mais les muscles extenseurs ne se contractent pas encore. Le malade peut faire exécuter à ses doigts de légers mouvements de flexion et d'extension ; cependant si on lui présente la main et qu'on lui demande de la serrer, il ne peut exercer qu'une très faible pression.

5 *janvier* 1883. — Le mieux continue à persister, les mou-

vements des doigts s'accentuent davantage. Les muscles commencent à recouvrer leur contractilité électrique.

15 *janvier*. — L'électrisation est supprimée ; si on applique la main à la partie postérieure de l'avant-bras, et si on commande au malade de faire remuer sa main dans tous les sens, on sent très nettement les muscles se contracter. On engage le malade à exercer la main du côté paralysé le plus qu'il pourra ; on lui recommande, à cet effet, d'ouvrir des portes, de rouler un bâton, etc.

5 *février*. — Le malade commence à se servir de sa main ; il peut même rendre quelques services à l'intérieur des salles en aidant les infirmiers dans leur besogne.

9 *février*. — Le mieux est de plus en plus appréciable ; le malade serre la main qu'on lui présente avec plus d'énergie et déclare se sentir plus habile à se servir de son bras. Il demande et obtient une permission de sortir jusqu'à quatre heures, pour affaires personnelles.

17 *février*. — A la visite, le malade se plaint de ressentir au niveau du cal, une douleur légère mais qui s'accentue à la pression. Cette douleur disparaît bientôt après l'application d'un petit vésicatoire mesurant deux centimètres carrés.

25 *février*. — Nouvelle douleur siégeant cette fois plus bas que le 17 février ; elle cède encore pour ne plus reparaître, à l'application d'un nouveau vésicatoire.

13 *mars*. — M. Paquet recommande qu'on soumette à l'électrisation de temps en temps, les muscles fléchisseurs, afin de leur donner de la force.

12 *avril*. — État aussi satisfaisant que possible ; le membre atrophié avant l'opération, a repris son volume primitif et ne présente plus de différence avec celui du côté opposé.

16 *avril.* — Le malade quitte l'hôpital complétement guéri; il se sert du bras qui était paralysé à peu près aussi habilement que de celui resté sain et se propose de se placer comme jardinier.

Le procédé opératoire du désenclavement d'un nerf a été exposé dans l'histoire clinique de chaque malade atteint de l'affection qui nous occupe. Il me semble pourtant utile d indiquer avec plus de détails ce manuel opératoire, d'après les observations qu'on vient de lire.

Et d'abord à quel moment faut-il pratiquer l'opération ?

On ne pratiquera l'opération qu'à dater du jour où l'ossification du cal est complète ; et l'on se rappellera que le cal n'est ossifié complétement que vers la neuvième ou la dixième semaine.

Voici, du reste, dans quels termes s'est exprimé à ce sujet M. le professeur Trélat, dans sa clinique sur le malade de l'observation n° VI :

« .... Au point de vue du rétablissement des fonctions nerveuses, il fallait envisager que la paralysie étant de date récente, plus tôt on interviendrait, meilleur serait le résultat obtenu. Mais d'un autre côté était-ce bien prudent d'aller mettre à nu un cal si récent? Je ne l'ai pas pensé ; je n'ai pas voulu compliquer un traumatisme par fracture d'un traumatisme chirurgical. C'est là la conduite à laquelle je m'arrête toujours en pareil cas, et je vous rappellerai à ce sujet une femme à laquelle vous m'avez vu enlever, tout dernièrement, un cal exubérant et douloureux du calcanéum, etc. »

Le malade anesthésié à l'aide du chloroforme, on appliquera la bande d'Esmarch à la racine du membre, pour amener l'ischémie, afin qu'on puisse opérer sans être gêné par le sang. « C'est, dit M. le professeur Trélat (clinique de l'hôpital Necker), dans les opérations de ce genre et aussi dans les opérations sur les os, que la bande d'Esmarch nous rend les plus grands services, parce qu'elle nous permet de distinguer avec la plus grande netteté les tissus sur lesquels on opère. »

On pratiquera sur la face externe du bras et sur le trajet du nerf radial, une incision longue de *huit à douze* centimètres et n'intéressant que la peau.

On incisera ensuite avec soin le tissu cellulaire sous-cutané et on sectionnera l'aponévrose sur la sonde cannelée. Pénétrant alors dans la cloison intermusculaire externe, on ira à la recherche du nerf en se guidant sur sa direction normale, mais en sachant qu'il peut en être dévié ; en cherchant de suite le nerf au-dessous du cal et en l'isolant de bas en haut, on s'épargnera souvent de grandes difficultés.

Une fois trouvé, on procèdera à la dissection et au dégagement du nerf qui pourra être comprimé de deux façons : ou bien il sera aplati et soulevé comme une corde de violon sur son chevalet par un cal exubérant, ou bien il sera caché dans un tunnel ostéo-fibreux. Quel que soit le cas, on dégagera le nerf en détruisant les brides qui pourraient le fixer et en réséquant les parties saillantes du cal, de telle façon qu'on lui forme une surface douce et polie qui ne pourra plus l'irriter.

Une fois le nerf bien dégagé, on peut comme seul l'a fait M. Paquet, passer sous cet organe deux instruments arrondis comme par exemple deux pinces de Kœberlé fermées et faire une légère élongation du nerf. Une distension légère d'un nerf augmentant l'excitabilité du tronc nerveux distendu, il se peut que le malade de M. Paquet ait dû son prompt rétablissement à cette cause. « L'efficacité de l'élongation est due principalement aux modifications qu'elle apporte à la structure et surtout à la circulation, non-seulement au lieu où s'est faite la distension, mais encore en des points plus ou moins éloignés de la plaie. » (Blum, archives générales de médecine, vol. I, année 1878).

L'opération ainsi terminée, on aura soin de bien nettoyer la plaie, au fond de laquelle on placera un drain ; on affrontera bien exactement ses bords et on la fermera par quelques points de suture faits avec de la soie phéniquée.

Le chirurgien appliquera sur le plaie le pansement que sa pratique lui aura fait reconnaître le meilleur ; toutefois celui de Lister est particulièrement recommandable à cause des soins minutieux, de la grande propreté et des mille petites précautions qu'exige son application.

On s'efforcera toujours d'obtenir dans les limites du possible la guérison rapide de la plaie.

La réunion par première intention sera le moyen d'empêcher la production d'un tissu de cicatrice, qui pourrait produire des accidents nouveaux par compression nerveuse.

Examinons maintenant ce qui va se passer après l'opération. Le malade va-t-il pouvoir, immédiatement après le dégagement du nerf, se servir de sa main comme avant l'accident?

Evidemment non ; il faut que le nerf enflammé ou partiellement détruit se modifie et se régénère, et cela demande un certain temps. Cependant on s'aperçoit vite des bons effets de l'intervention chirurgicale, comme le prouvent nos observations :

Le malade de M. Ollier (Obs. I), éprouva dès le sixième jour qui suivit l'opération des fourmillements dans la région postérieure et externe de l'avant-bras; et par l'électricité, il ressentit une tension particulière dans les muscles animés par le radial. Le vingtième jour, la main se soulève un peu sous l'influence de la volonté.

Le petit malade de M. Trélat (Obs. II) n'éprouva plus de douleur dans le membre malade, mais la paralysie persista, et ce n'est qu'au bout de quelques mois que l'amélioration se fit sentir en augmentant graduellement.

Nous ne sommes pas renseignés, sur ce qui se passa après le désenclavement du nerf, chez l'opéré du docteur Ogston (Obs. III).

Dans le cas observé par M. Tillaux (Obs. IV), dix jours après l'opération, le malade put tenir quelques objets avec la main, et n'accusait plus la moindre douleur.

Le lendemain de l'opération on remarqua chez le malade de M. Delens (Obs. V) que la main était moins inerte. Le surlendemain on constatait que des mouvements volontaires pouvaient être exécutés ; les muscles extenseurs se contractaient visiblement.

Chez le malade qu'il présenta à la Société de chirurgie (Obs. VI), M. le professeur Trélat constata des rudiments de mouvements spontanés seulement deux mois après l'opération. Des indices de phlegmon s'étaient, il est vrai, manifestés trois jours après le désenclavement du nerf.

Le malade de M. Paquet (observation personnelle) tout en éprouvant des douleurs très vives, pouvait dès le lendemain de l'opération faire exécuter à la main et aux doigts de légers mouvements d'extension ; il quittait l'hôpital complétement guéri quatre mois après le désenclavement du nerf.

Mais il faut plusieurs mois pour que la guérison soit définitive et que le malade puisse se servir de sa main aussi habilement qu'avant la paralysie. Citons ces paroles que prononça à ce sujet M. Tillaux dans une séance de la Société de chirurgie (13 décembre 1882) :

« Dans les cas de ce genre, le rétablissement des fonctions se fait lentement, ce qui s'explique parce que le nerf est enflammé ; il subit une dégénération ; la théorie wallérienne s'applique ici comme aux plaies des nerfs et le rétablissement des fonctions ne se fait que quand la régénération du nerf s'est effectuée. »

Lorsque la plaie est complétement cicatrisée, on se trouvera bien de l'emploi de l'électrisation localisée. On électrisera les muscles à l'aide d'une machine à courants induits, ce sera le moyen de combattre très efficacement l'atrophie musculaire résultant de la paralysie, en favorisant la nutrition de ces organes. Le massage, les frictions, les douches alternativement chaudes et froides, pourront aussi se combiner très avantageusement à l'électrication localisée.

Enfin on engagera le malade à se servir le plus possible de la main qui était paralysée ; on lui recommandera d'écrire, d'ouvrir des portes, de rouler un bâton, etc. ; ces exercices variés rendront à la main toute l'habileté qu'elle avait perdue.

CONCLUSIONS.

De ce travail, nous tirerons les conclusions suivantes :

1° — Le nerf radial à la suite d'une fracture de l'humérus et grâce à ses rapports anatomiques, peut subir deux sortes de compression liées à la forme du cal :

a. — Compression par cal exubérant.

b. — Compression par enclavement dans le cal.

2° Comme on ne peut espérer une modification dans l'état anatomique du cal, il est nécessaire de recourir à une opération qui aura pour but de dégager le nerf et de détruire les parties saillantes de ce cal.

BIBLIOTHÈQUE NATIONALE R.F. IMPRIMÉS

TABLE DES MATIÈRES.

PAGES.

Avant-Propos 5

CHAPITRE PREMIER. — Historique 7

CHAPITRE DEUXIÈME. — Considérations sur l'anatomie chirurgicale du bras 13

2º Pathogénie 16

CHAPITRE TROISIÈME. — 1º Symptômes 21

2º Diagnostic 24

3º Pronostic 31

CHAPITRE QUATRIÈME. — Traitement 33

Observations 34

Conclusions 65

BIBLIOTHÈQUE NATIONALE R.F. IMPRIMÉS

www.ingramcontent.com/pod-product-compliance
Ingram Content Group UK Ltd.
Pitfield, Milton Keynes, MK11 3LW, UK
UKHW020324220726
13923UKWH00003B/1344